BEI GRIN MACHT SICH IHR WISSEN BEZAHLT

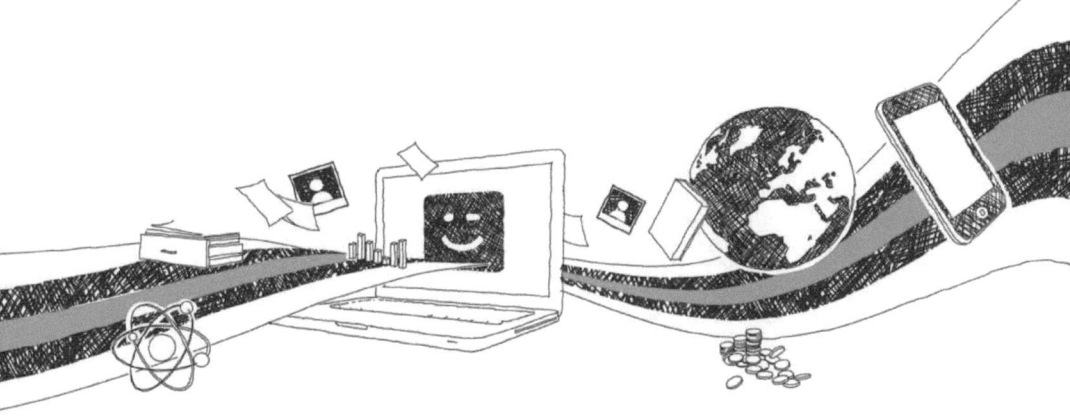

- Wir veröffentlichen Ihre Hausarbeit, Bachelor- und Masterarbeit

- Ihr eigenes eBook und Buch - weltweit in allen wichtigen Shops

- Verdienen Sie an jedem Verkauf

Jetzt bei www.GRIN.com hochladen und kostenlos publizieren

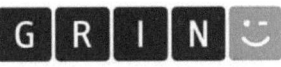

Bibliografische Information der Deutschen Nationalbibliothek:

Die Deutsche Bibliothek verzeichnet diese Publikation in der Deutschen National-
bibliografie; detaillierte bibliografische Daten sind im Internet über http://dnb.d-
nb.de/ abrufbar.

Impressum:

Copyright © 2007 GRIN Verlag
Druck und Bindung: Books on Demand GmbH, Norderstedt Germany
ISBN: 9783640238149

Dieses Buch bei GRIN:

https://www.grin.com/document/114718

Sadik Altindal

Institutionen im Gesundheitswesen und deren Verflechtung

GRIN Verlag

GRIN - Your knowledge has value

Der GRIN Verlag publiziert seit 1998 wissenschaftliche Arbeiten von Studenten, Hochschullehrern und anderen Akademikern als eBook und gedrucktes Buch. Die Verlagswebsite www.grin.com ist die ideale Plattform zur Veröffentlichung von Hausarbeiten, Abschlussarbeiten, wissenschaftlichen Aufsätzen, Dissertationen und Fachbüchern.

Besuchen Sie uns im Internet:

http://www.grin.com/

http://www.facebook.com/grincom

http://www.twitter.com/grin_com

Institutionen des Gesundheitswesens und deren Verflechtung

I Inhaltsverzeichnis

II Abkürzungsverzeichnis

ärztl.	ärztlich
Bsp.	Beispiel
bzw.	beziehungsweise
DRG	Diagnoses Related Groups
EGK	elektronische Gesundheitskarte
GKV	Gesetzliche Krankenversicherung
IGV	Integrierte Versorgung
IT	Informationstechnologie
jährl.	Jährlich
KV	Kassenärztliche Vereinigung
monatl.	Monatlich
mgl.	möglicher
SGB	Sozialgesetzbuch
u.a.	unter anderem
usw.	und so weiter
v.a.	vor allem
vgl.	vergleiche
zahnärztl.	zahnärztlich
z.B.	zum Beispiel

III Abbildung- und Tabellenverzeichnis

1 Einleitung

Das Gesundheitswesen ist ein Zweig der Sozialversicherung. Es geht auf die Bismarck'sche Sozialgesetzgebung aus dem Jahre 1883 zurück.[1] Das Gesundheitswesen besteht aus vielen Teilnehmern, die sich an bestimmte Regeln zu halten haben, und sie haben zu erfüllende Aufgaben. Zu diesen Teilnehmern gehören u.a. die Gesetzlichen Krankenversicherungen (im folgenden GKV genannt), die Privaten Krankenversicherungen (im folgenden PKV genannt), der ambulante sowie der stationäre Sektor.

Im Laufe der Zeit wurden diese Aufgaben an die veränderten Anforderungen angepasst, was zum Wachstum der Aufgaben, und somit auch der einzelnen Sektoren führte. Dies hatte wiederum zur Folge, dass die Kosten im Gesundheitswesen stiegen.

Zusätzlich zu den eben genannten Gründen, führt die demographische Entwicklung in Deutschland zur Kostensteigerung im Gesundheitswesen. Die demographische Entwicklung in Deutschland zeigt eine Neigung zur „Überalterung", was eine kostensteigernde Ursache ist.[2]

Seit über 30 Jahren ist die Politik (durch Reformen und Gesetze) bemüht, die GKV finanzierbar zu halten.[3]

Dieses Referat verfolgt das Ziel festzustellen, inwiefern eine wirkungsvolle Zusammenarbeit der Teilnehmer mit Hilfe von effektiven Informationstechnologie (IT) Lösungen im Gesundheitswesen nützlich und Kosten sparend sein kann.

Hierfür werden nach dem ersten Kapitel, welches die Einleitung beinhaltet, im zweiten Kapitel die Strukturen des Gesundheitswesens dargestellt. Dabei werden u.a. die Prinzipien genannt, die einzelnen Akteure aufgezählt sowie auf die Ausgabenentwicklung eingegangen.

Im dritten Kapitel werden die verschiedenen Institutionen im Gesundheitswesen faktisch beschrieben, welches dem besseren Verständnis der eigentlichen Beziehungen der einzelnen Teilnehmer untereinander dienen soll. Im vierten Kapi-

---

[1] Vgl. http://www.gkv.info/gkv/index.php?id=71; Internet
[2] Vgl.
http://www.destatis.de/jetspeed/portal/cms/Sites/destatis/Internet/DE/Navigation/Statistiken/Bev oelkerung/Bevoelkerung.psml; Intenet
[3] Vgl. http://www.aok-bv.de/politik/reformwerkstatt/reformgeschichte/index.html; Internet

tel wird die Unterstützung von einrichtungsübergreifenden Kommunikationsprozessen in der Integrierten Versorgung (im folgenden IGV genannt) erläutert.

Im fünften Kapitel folgt eine Schlussbetrachtung und es wird eine eigene Einschätzung über ein vernetztes Gesundheitswesen mit Hilfe von IT beschrieben.

2 Strukturen im Gesundheitswesen

Um festzustellen, inwiefern eine Vernetzung der einzelnen Teilnehmer im Gesundheitswesen sinnvoll ist, müssen zunächst die Prinzipien, die einzelnen Teilnehmer sowie die Situation im Gesundheitswesen erläutert werden.

Im Gesundheitswesen gelten folgende Prinzipien:

- a. Äquivalenzprinzip[4]
- b. Solidarprinzip[5]
- c. Sachleistungsprinzip[6]
- d. Kostenerstattungsprinzip[7]
- e. Subsidiarität[8]
- f. Generationenvertrag[9]

Nachdem die einzelnen Prinzipien im Gesundheitswesen genannt wurden, gilt es nun einige Teilnehmer darzustellen.

Zunächst einmal gibt es die Krankenkassen. Da findet eine Unterteilung in GKV und PKV statt.

Die GKV arbeitet nach dem Solidar- und dem Sachleistungsprinzip (vgl. §§ 1-4 SGB V). Das Kostenerstattungsprinzip war bisher nur für freiwillig Versicherte der GKV möglich. Seit dem 1. April 2007 (Gesundheitsreform tritt in Kraft) sind diese Einschränkungen aufgehoben.[10]

Die Krankenkassen sind wie folgt gegliedert:

Allgemeine Ortskrankenkassen, Betriebskrankenkassen, Innungskrankenkassen, die See-Krankenkasse, Landwirtschaftliche Krankenkasse, Ersatzkassen und die Knappschaft (vgl. § 4 Abs. 2 SGB V).

---

[4] Vgl. Stock/ David; Institutionen im Gesundheitswesen; Seite 25
[5] Ebd.
[6] Ebd.
[7] Ebd.
[8] Vgl. Stock/ David; Institutionen im Gesundheitswesen; Seite 26
[9] Ebd.
[10] Vgl.
http://www.bmg.bund.de/cln_117/nn_1210508/sid_A7FB29A0859BC412896356C8603A24E6/n
sc_true/SharedDocs/Standardartikel/DE/AZ/G/Glossarbegriff-Gesundheitsreform.html; Internet

Versicherte mit einem Jahresarbeitsentgelt über der Versicherungspflichtgrenze, Selbstständige und Beamte können sich in der PKV versichern. Hier gelten das Äquivalenz-, sowie das Kostenerstattungsprinzip. Der Versicherungsschutz wird von privaten Versicherungsanbietern (z.B.: Allianz) angeboten.[11]

Neben den Krankenkassen gibt es den ambulanten Sektor. Damit sind die niedergelassenen Ärzte gemeint. Diese operieren sowohl in Einzel-, als auch in Gemeinschaftspraxen. Für die Sicherstellung der Versorgung sind die Kassenärztlichen Vereinigungen zuständig.[12]

Zusätzlich zum ambulanten Sektor gibt es den stationären Sektor, bestehend aus Krankenhäusern und Rehabilitationseinrichtungen.[13]

Die Ausgaben in den o.g. Bereichen (ambulanter und stationärer Sektor) sind hoch und sie sind seit 1995 kontinuierlich angestiegen. Im Bereich ärztlicher Behandlung stieg sie von 19,7 Mrd. € auf etwa 22,2 Mrd. € und im Bereich Krankenhausbehandlung von 40,8 auf 50,3 Mrd. €.[14]

Einer der Gründe für diese Kostensteigerung liegt in der ineffizienten Organisationsstruktur und der übermäßigen Erbringung von Leistungen.[15] Diese Missstände gilt es, auf ein Minimum zu reduzieren.

Um dem Leser ein besseres Bild über die verschiedenen Sektoren im Gesundheitswesen zu ermöglichen, werden im folgenden Kapitel aktuelle Statistiken über den ambulanten und stationären Bereich beschrieben und die Leistungs- und Finanzierungsbeziehungen dargestellt.

3 Zahlen und Fakten zum ambulanten und stationären Sektor

3.1 Der ambulante Sektor

Aus den aktuellen Statistiken der Bundesärztekammer (BÄK) ist zu entnehmen, dass 2006 die Zahl der Ärzte in Deutschland weiter gestiegen ist. Ende des Jahres waren 311.230 Ärztinnen und Ärzte berufstätig. Die Zuwachsrate betrug 1,2 Prozent und ist damit deutlich höher als 2005 (0,4 Prozent).

---

[11] Vgl. http://www.pkv.de/verband/; Internet
[12] Vgl.
http://www.kvn.de/kvn/content/internet/kvs/hauptgeschaeftsstelle/022/home_html?idd=022&stell e=hauptgeschaeftsstelle; Internet
[13] Vgl. Stock/ David; Institutionen im Gesundheitswesen; Seite 36
[14] Vgl. http://www.sozialpolitik-aktuell.de/index.php/gesundheit-datensammlung.html#iv-kosten-und-finanzierung-des-gesundheitswesens; Internet
[15] Vgl. Stock/ David; Institutionen im Gesundheitswesen; Seite 28/29

Im ambulanten Sektor sind insgesamt 136.200 Ärzte und Ärztinnen tätig gewesen. Im stationären Bereich waren Ende 2006 insgesamt 148.322 Ärzte tätig.

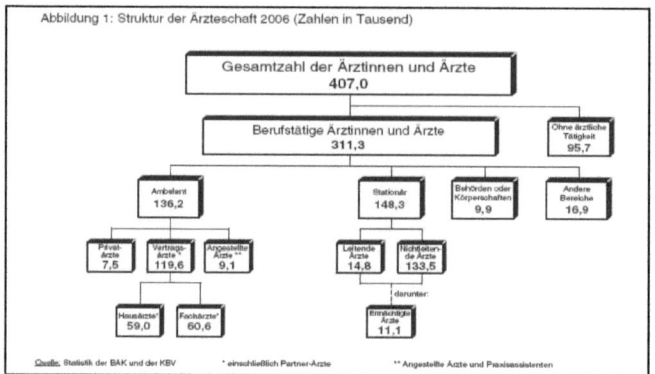

Abbildung 1: Struktur der Ärztelandschaft 2006, siehe http://www.bundesaerztekammer.de/page.asp?his=0.3.5008

Die Leistungs- und Finanzierungsbeziehungen im ambulanten Sektor der Gesetzlichen Krankenversicherung sind durch Interaktionen zwischen vier Interessengruppen gekennzeichnet.[16] Folgende Grafik verdeutlicht die Beziehungen der Teilnehmer im ambulanten Sektor untereinander:

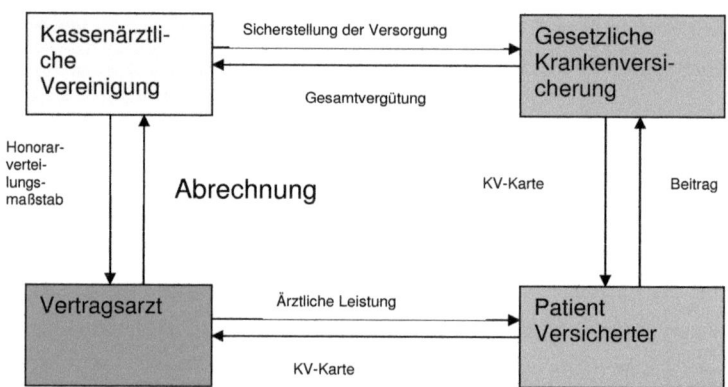

Abbildung 2: Leistungs- und Finanzierungsbeziehung der Institutionen im Gesundheitswesen, Eigene Darstellung in Anlehnung an Stock/ David; Institutionen im Gesundheitswesen

---

[16] Ebd.

3.2 Der stationäre Sektor

In Deutschland gibt es derzeit 2.100 Krankenhäuser, 39 weniger als 2006. Die Bettenkapazität ist 2006 um 13.000 oder 2,5 Prozent auf 511.000 Betten gesunken. Das entspricht 620 Klinikbetten je 100.000 Einwohner.[17] Neben den klassischen Krankenhäusern gibt es in Deutschland Akutkrankenhäuser und stationäre Rehabilitationseinrichtungen.

Es bestehen grundsätzlich zwei Einnahmequellen für Krankenhäuser. Man unterscheidet zwischen den Kosten für Investitionen und den laufenden Betriebskosten (duale Finanzierung).

Krankenhäuser haben Anspruch darauf, dass ihre notwendigen Investitionskosten (wie z.b. für Bauvorhaben, medizinische Geräte) von dem jeweiligen Bundesland übernommen werden (Krankenhausförderung).

Weiterhin werden die laufenden Betriebskosten (Personalkosten, Sachkosten wie z.b. Medikamente und Verbandsmaterial) von den Patienten bzw. von deren Krankenkassen finanziert. Hierfür bestehen detaillierte gesetzliche Vorgaben (Betriebskostenfinanzierung).[18]

Zur Abdeckung ihrer Betriebs- und Behandlungskosten vereinbaren die Krankenhäuser mit den Krankenkassen nach gesetzlichen Bestimmungen jährlich die Gesamtsumme der Einnahmen (d.h. ihr Budget). Aus der Gesamtsumme werden dann die für die Behandlung im Einzelfall abzurechnenden Vergütungen ermittelt. Dies geschieht seit 2004 durch DRG-Fallpauschalen. Für jeden Fall ermittelt ein Computerprogramm aus den Krankheitsdaten des Patienten die passende von ca. 1000 Fallgruppen. Jede Fallgruppe wird dann mit einer eigenen, von der Aufenthaltsdauer unabhängigen, Pauschale vergütet. Durch den Umstieg auf ein fallpauschalenbasiertes Vergütungssystem hat sich der Druck zur wirtschaftlichen Leistungserstellung für die Krankenhäuser erhöht. Nur Krankenhäuser, deren Kostenverläufe maximal in Höhe der Fallpauschalenvergütung liegen können sich im Markt behaupten.

Die Umstellung auf DRG-Fallpauschalen war einer der ersten Schritte, um die immer höher steigenden Kosten im Bereich der Krankenhausbehandlung in den Griff zu bekommen. Dies allein wird aber nicht genügen. Viele Experten aus dem Gesundheitswesen sind sich einig, dass nur eine bessere Vernetzung der

---

[17] Siehe http://www.aok-bv.de/service/zahlen/kh/index.html, Internet
[18] Vgl. http://www.stmas.bayern.de/krankenhaus/finanz/verguet.htm, Internet

einzelnen Institutionen (Sektoren) untereinander mit Hilfe von intelligenten IT-Lösungen Abhilfe schaffen kann. Eine bessere Vernetzung des stationären und ambulanten Sektors ermöglicht heute schon die so genannte Integrierte Versorgung. Diese wird im folgenden Kapitel näher erläutert. Dabei wird auch auf die Wichtigkeit einer vernetzten Informationstechnologie (IT) im Leistungserstellungsprozess eingegangen.

4 Medizinische Informatik in Einrichtungen des Gesundheitswesens

4.1 Einrichtungsübergreifende Prozesse im Gesundheitswesen

Einer der zentralen Kritikpunkte im deutschen Gesundheitswesen ist, dass die verschiedenen Sektoren des Gesundheitswesens noch immer getrennt sind. Das führt u.a. zu Mehrkosten durch Doppeluntersuchung, der Verlust von medizinischen Informationen an den Sektorenübergängen. Dieses Problem lässt sich durch stärkere Verzahnung der einzelnen Sektoren im Sinne einer integrierten Versorgung beheben. Hierunter versteht man die sektorenübergreifende Versorgung von Versicherten im Verbund mehrerer Leistungserbringer (ambulanter und stationärer Sektor). Der Gesetzgeber hat im Jahr 2000 mit der Gesundheitsreform die integrierte Versorgung im SGB V verankert.[19] Ziele der IGV sind:

- Verbesserung der Versorgungsqualität durch engere Kooperation des ambulanten und stationären Bereichs
- Bereitstellung umfassender, koordinierter und kontinuierlicher Dienstleistungen in einem nahtlosen Versorgungsprozess
- Kostenreduktion durch Verkürzung der Behandlungsdauer und Vermeidung von Doppeluntersuchungen

Da es bei der integrierten Versorgung um sektoren- und einrichtungsübergreifende Prozesse handelt, hängt die Effizienz der Gesamtprozesse von der Gestaltung der Übergänge und Verknüpfungen zwischen den Sektoren und den medizinischen Einrichtungen ab. Bei einem Wechsel des Patienten von einem zum anderen Sektor sind eine Vielzahl von Informationen (z.B. med. Daten, Abrechnung oder logistische Daten) an den nächsten Sektor weiterzuleiten.[20]

---

[19] Vgl. http://www.gkv.info/gkv/index.php?id=633; Internet
[20] Vgl. Jäckel (2005); Seite 107

Hier ist es v.a. von wichtiger Bedeutung, dass die Kommunikation quantitativ und qualitativ hochwertig ist (Bsp.: keine unvollständige Meldung von Diagnosebefunden; zeitnahe Meldung von Überweisungen von Hausarzt an das Krankenhaus).[21]

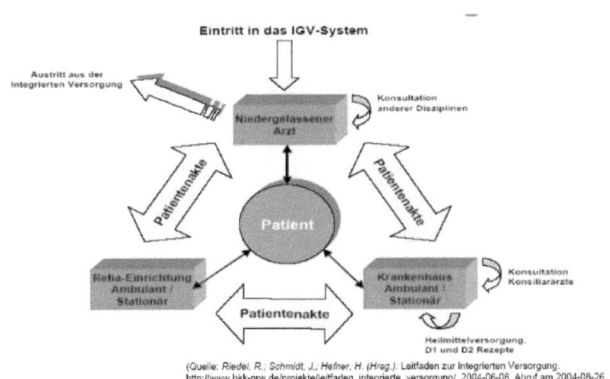

Abbildung 3: Darstellung Integrierte Versorgung, Quelle: BKK Landesverband NRW

Hier können IT-Lösungen helfen den Leistungserstellungsprozess effektiv zu gestalten. (z.b. durch elektronische Patientenakten) Die Informationstechnologie wird im Gesundheitswesen also nicht mehr ausschließlich zu administrativen Zwecken genutzt. Sie wird auch für die operative Unterstützung (z.B. Planung, Steuerung und Kontrolle von Leistungserstellungsprozessen usw.) genutzt.

Ein Problem im deutschen Gesundheitswesen ist es jedoch, dass über mehrere Jahre hinweg Vereinbarungen und Standards für die Kommunikation zwischen den Informationssystemen in der ambulanten und stationären Versorgung unabhängig voneinander entwickelt wurden. Im stationären Bereich setzte sich der HL7[22] Standard durch. Im ambulanten Sektor etablierten sich zeitgleich eine Reihe definierter Austauschformate für die Kommunikation zwischen den Praxisverwaltungssystemen untereinander bzw. zwischen den Praxissystemen und der KV – die so genannten xDT-Standards.[23] Um jedoch eine sektorübergrei-

---

[21] Vgl. Jäckel (2005); Seite 108
[22] Health Level Seven Health-Level-7, als internationaler Kommunikationsstandard zur Kommunikation von Informationssystemen im Krankenhaus und Gesundheitswesen
[23] xDT standarts Extensible Data Type-Standards, als nationale Standards zur Kommunikation im ambulanten Bereich des Gesundheitswesens

fende Versorgung der Versicherten im Rahmen einer integrierten Versorgung sicherzustellen ist auch eine sektorübergreifende Kommunikation bzw. Interoperabilität notwendig. Dies bedeutet eine informationstechnologische Vernetzung zum Zwecke der Verzahnung aller Versorgungssektoren des Gesundheitswesens, vor allem der ambulanten und stationären Versorgung, da hier die meisten IGV Projekte in Deutschland laufen. Eine solche Interoperabilität setzt folgendes voraus:

- die Verfügbarkeit einer technischen Kommunikationsplattform sowie
- das Vorhandensein von Standards für den Nachrichtenaustausch zwischen Informationssystemen.[24]

Aufgrund der Besonderheiten im deutschen Gesundheitswesen sind bei einer sektorübergreifenden Kommunikation u.a. auch das hohe Schutzbedürfnis der medizinischen Daten und komplexe Zugriffsregelungen und Berechtigungen zu berücksichtigen.

Obwohl eine entschiedene Verbesserungen in der Kommunikation zwischen den beiden Sektoren nur mit Hilfe von IT Lösungen erfolgen kann, wird im Gesundheitswesen dennoch weniger in die IT investiert, als in anderen Bereichen (Vergleich: IT-Investitutionen im Gesundheitswesen: 3 % des Budgets; in der Industrie: 5 - 7,5 % des Budgets).[25]

4.2 Gestaltungsoptionen einrichtungsübergreifender Kommunikationsprozesse

Es gibt eine Vielzahl von Informationsmöglichkeiten, die zur Vernetzung der einzelnen Bereiche geeignet sind. In den folgenden Kapiteln werden nun Aspekte aufgeführt, die wichtig bei der Gestaltung sind.

4.2.1 Steuerung von Kommunikationsprozessen

In diesem Kapitel sind vier Punkte wichtig:

1.) Auswahl des geeigneten Mediums

2.) Auswahl des geeigneten Kommunikationspartners

3.) Inhalt

---

[24] Vgl. http://www.inf.fh-dortmund.de/concute/, Internet
[25] Vgl. Stock/ David; Institutionen im Gesundheitswesen; Seite 42

4.) Ereignisgesteurte Initiierung und Workflow-Management

Beim ersten Punkt geht es darum, das geeignete technische Mittel zu verwenden. Dabei sind der Kommunikationsinhalt und die Kontextinformationen zu beachten.[26]

Beim zweiten Punkt geht es um die Auswahl des für die Kommunikation kompetenten Ansprechpartners, z.b. bei der Einladung der zweiten Meinung.[27]

Punkt drei handelt von der Definition und Umsetzung von Kommunikationsregeln. Hiermit wird gemeint, dass z.b. bei einem Ereignis X best. Personen A und B sofort benachrichtigt werden.[28]

Der vierte Punkt handelt von einer Notifikation, die versendet wird, wenn ein bestimmtes Ereignis eintritt. Dadurch soll ein bestimmtes Work-Flow, z.b. in einer anderen Einrichtung, gestartet werden.[29]

4.2.2 Anreicherung von Kommunikationsinhalten und Kontextualisierung
Dieser Punkt handelt von der automatischen Zusammenstellung, Ergänzung und Anreicherung von Kommunikationsinhalten und Zusatzinformationen.[30]

4.2.3 Filterung und Gruppierung von Kommunikationsinhalten
In dieser Phase gilt es die Informationen nach Wichtigkeit zu sortieren (nach Priorität, Absender etc.) und je nach Bedarf den richtigen Personen (z.B. autom. Weiterleitung von Oberarzt zu Stationsarzt) zur richtigen Zeit (bspw. Zu Sprechstundenzeiten) zukommenzulassen. Außerdem werden die e-Mails in dieser Phase gruppiert (z.B. nach Thema, Absender usw.)[31]

4.2.4 Dokumentation und Auswertung von Kommunikationsprozessen
Hier geht es um die Dokumentation und Archivierung von Kommunikationsabläufen. Es soll dargestellt werden, wer mit wem unter Nutzung welcher Medien bei einem bestimmten Fall X kommuniziert hat. Dadurch werden bspw. Be-

---

[26] Vgl. Jäckel (2005); Seite 108
[27] Vgl. Jäckel (2005); Seite 109
[28] Ebd.
[29] Ebd.
[30] Ebd.
[31] Ebd.

stimmte Prozesse zum späteren Zeitpunkt nachvollziehbar gemacht. Das ermöglicht zudem dann eine Ableitung von organisatorischen Verbesserungen.[32]

4.2.5 Mediale Unterstützung und Visualisierung

Die Kommunikation, die innerhalb der Sektoren stattfindet, ist visuell darzustellen. Damit sind z.b. die einrichtungsübergreifenden Prozessabläufe und der aktuelle Behandlungsstand gemeint.[33]

4.3 Bewertung und Perspektiven

Die Ausführung der einzelnen o.g. Punkte hängt von der vorhandenen IT-Plattform der einzelnen Sektoren. Jedoch besitzen viele Sektoren, wie bereits dargestellt verschiedene IT-Systeme. Kleinere Krankenhäuser und Arztpraxen verfügen häufig über neue Systeme, während die IT-Systeme der größeren Krankenhäuser veraltet sind. Erneuerung der Systeme würde zu weiteren hohen Investitionskosten führen. Das ist einer der Gründe, warum die Nutzung von IT im dispositiven Bereich zur Erstellung von Datenbanken als Grundlage für Risikostatistiken, Patientenmanagement und Kostenanalysen als skeptisch betrachtet wird. Weitere Gründe liegen im Bereich Datenschutz und rechtliche Grundlagen.

Es ist daher notwendig, eine Integrationsplattform (als eine neue Art Kommunikationsinfrastruktur) zwischen den alten und den neuen IT-Systemen aufzubauen, damit der IT-Bereich nicht nur im operativen Bereich (Unterstützung und effiziente Gestaltung von Arbeitsprozessen) eingesetzt wird, sondern auch im dispositiven Bereich.[34] Denn IT-Lösungen helfen den Leistungserstellungsprozess effektiv zu gestalten (z.B. durch elektronische Patientenakten).

5 Resümee

Nicht nur in Deutschland, sondern rund um den Globus explodieren die Kosten im Gesundheitswesen. Die globalen Volkswirtschaften können die für die nahe Zukunft vorhergesagten Kostensteigerungen nicht mehr bewältigen. Jedes Industrieunternehmen würde bei ähnlichen Problemen mit mehr Investitionen in

---

[32] Ebd.
[33] Ebd.
[34] Vgl. Stock/ David; Institutionen im Gesundheitswesen; Seite 43

IT-Technologien zur Steigerung der Produktivität reagieren. Im Gesundheitswesen ist die klassische Antwort auf steigende Anforderungen im Gesundheitswesen: Wir stellen mehr Personal ein. Dies zeigt auch die steigende Zahl der praktizierenden Ärzte im ambulanten, wie auch im stationären Sektor. In neue IT-Lösungen wird, wie wir bereits kennen gelernt haben, jedoch unterdurchschnittlich investiert. Dies ist aber kaum nachvollziehbar, wenn man bedenkt, dass das jährliche Einsparpotenzial durch elektronische Gesundheitsdienste und einer verbesserten sektorübergreifenden Kommunikation laut Schätzung der Unternehmensberatung Boston Consulting Group bereits vor einigen Jahren auf etwa sieben Milliarden Euro geschätzt wurde.[35]

Immer mehr Staaten haben diese Problematik erkannt und große Programme zur Schaffung einer IT-Infrastruktur aufgesetzt. Während in Deutschland noch über eHealth im Zuge der Einführung der elektronischen Gesundheitskarte diskutiert wird, zeigt uns das Ausland mal wieder wie es besser geht. Seit 1993 sind alle dänischen Krankenhäuser und Apotheken, 16 Krankenversicherer und über 70% der Fachärzte über ein eHealth Portal miteinander verbunden.[36] Über sundhed.dk werden elektronische Patientenakten von rund 1,25 Millionen Versicherten verwaltet sowie 73% aller Rezepte und 83% aller Laboruntersuchungen verschickt. Das Ausland zeigt uns auch deutlich welche Vorteile eine bestehende Telematik[37] -Infrastruktur bieten kann. Die Kommunikation zwischen Haus- und Fachärzten oder mit Krankenhäusern wird erleichtert, Befunde, Diagnosen und Therapieerfolge können besser ausgetauscht werden und sind immer verfügbar, ganz egal wo Patienten behandelt werden. Und im Endeffekt können alle im Gesundheitssystem beteiligten Institutionen von einem vernetzen Gesundheitssystem profitieren. Eine einrichtungsübergreifende Informationsbereitstellung von medizinischen Daten bietet dem Patienten eine qualitativ hochwertigere Behandlung, der Krankenkasse durch Vermeidung unnötiger Doppeluntersuchungen einen monetären Kostenvorteil und dem Leistungserbringer eine deutlich effizientere Behandlung seiner Patienten. Doch stehen wir in Deutschland gerade am Anfang dieses Prozesses. Und dieser für das Ge-

---

[35] Vgl. gesundheit adhoc, Presseartikel v. 20.11.2007 (www.iir.de/ehealth/adhoc)
[36] so Professor Dr. Roland Trill der Fachhochschule Flensburg – Fachbereich eHealth
[37] Dahinter verbirgt sich die Möglichkeit zum elektronischen Datenaustausch zwischen verschiedenen Akteuren und deren Rechnersystemen, die entsprechend vernetzt sind. (Telekommunikation + Informatik)

sundheitssystem wichtiger Prozess gerät immer wieder ins Stocken, was auch die aktuell geführte Diskussion um die Einführung der elektronischen Gesundheitskarte zeigt. Die EGK soll dem Patienten als „Zugangsschlüssel" zum vernetzten Gesundheitssystem dienen, doch zumeist die Leistungserbringer sehen in der Einführung eine große „Gefahr" für den Patienten. Stichwort „gläserner Patient". Doch diese Diskussion ist unserer Meinung nach völlig überzogen und beschreibt lediglich die anfängliche Angst der Ärzte, die sich durch den hohen Bereitstellungsaufwand in den Praxen selbst entsteht. Dies ist andererseits auch durchaus nachvollziehbar, da sich der Nutzen der EGK für die Leistungserbringer erst ergibt, wenn sie an die Telematikinfrastruktur angebunden ist und die Patienten auch die so genannten freiwilligen Anwendungen auf der Karte nutzen können. Daher sollte es das gemeinsame Ziel aller Entscheidungsträger im Gesundheitswesen sein, diesen Prozess voranzutreiben, sodass alle ihren entsprechenden Nutzen daraus ziehen können.

IV Literaturverzeichnis

Jäckel, Achim; Telemedizinführer Deutschland; 6. Ausgabe; Minerva Verlag; Bad Nauheim 2006

Stock/ David; Institutionen im Gesundheitswesen und deren Verflechtung; Carl Hanser Verlag; München 2002

Internet:

http://www.aok.de; Stand: November 2007
http://www.aok-bv.de; Stand: November 2007
http://www.bundesaerztekammer.de; Stand: November 2007
http://www.die-gesundheitsreform.de; Stand: November 2007
http://www.egms.de/en/meetings/gmds2005/05gmds369.shtml; Stand: November 2007
http://www.g-k-v.com; Stand: November 2007
http://www.inf.fh-dortmund.de/concute/; Stand: November 2007
http://www.iir.de/ehealth/adhoc; Stand: November 2007
http://www.kvn.de; Stand: November 2007
http://www.pkv.de; Stand: November 2007
http://www.stmas.bayern.de/krankenhaus/finanz/verguet.htm; Stand: November 2007
http://www.sozialpolitik-aktuell.de; Stand: November 2007

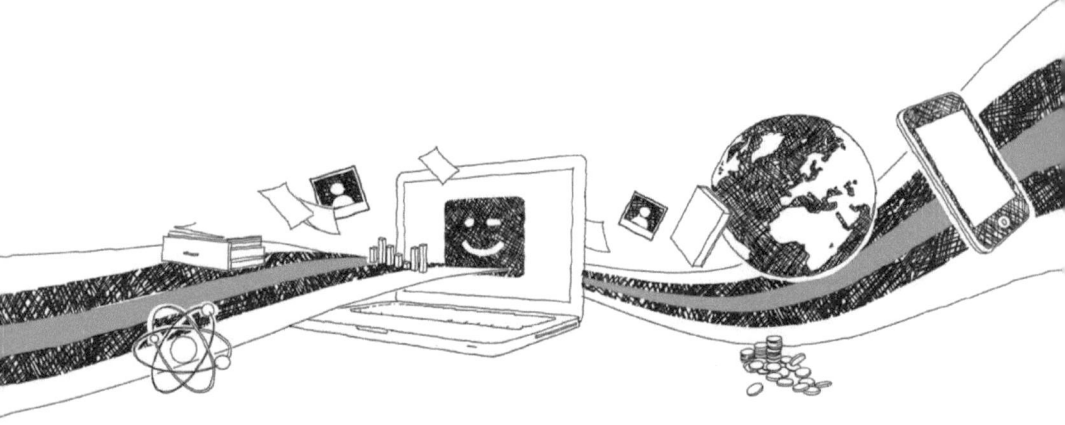
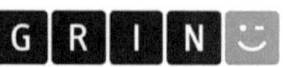